UNIVERSITÉ DE MONTPELLIER

FACULTÉ DE MÉDECINE N° 26

DE L'ÉPITHÉLIOMA

DE LA

GLANDE DE BARTHOLIN

THÈSE

Présentée et publiquement soutenue à la Faculté de Médecine de Montpellier

Le 6 Juillet 1915

PAR

Arnold SALIÈRE-DELAÎTRE

Né à Pamplemousses (Ile Maurice), le 26 novembre 1889

Pour obtenir le Grade de Docteur en Médecine

<table>
<tr><td rowspan="4">Examinateurs
de la Thèse</td><td>De ROUVILLE, Prof.-adj., Président.</td><td rowspan="4"></td></tr>
<tr><td>VALLOIS, Professeur.</td></tr>
<tr><td>GALAVIELLE. Agrégé.</td><td>Assesseurs.</td></tr>
<tr><td>VEDEL, Agrégé libre.</td></tr>
</table>

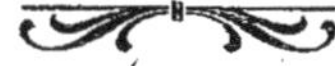

MONTPELLIER

IMPRIMERIE COOPÉRATIVE OUVRIÈRE

14, Avenue de Toulouse — Téléphone : 8-78

1915

DE L'ÉPITHÉLIOMA
DE LA GLANDE DE BARTHOLIN

DE
L'ÉPITHÉLIOMA
DE LA
GLANDE DE BARTHOLIN

THÈSE

Présentée et publiquement soutenue à la Faculté de Médecine de Montpellier

Le 6 Juillet 1915

PAR

Arnold SALIÈRE-DELAÎTRE

Né à Pamplemousses (Ile Maurice), le 26 novembre 1889

Pour obtenir le Grade de Docteur en Médecine

Examinateurs de la Thèse	De ROUVILLE, Prof.-adj., *Président.*	
	VALLOIS, Professeur.	
	GALAVIELLE, Agrégé.	*Assesseurs*
	VEDEL, Agrégé libre.	

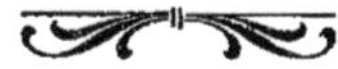

MONTPELLIER
IMPRIMERIE COOPÉRATIVE OUVRIÈRE
14, Avenue de Toulouse — Téléphone : **8-78**

1915

PERSONNEL DE LA FACULTÉ

Administration

MM. MAIRET (✸)........... Doyen.
SARDA .... Assesseur.
IZARD .... Secrétaire

Professeurs

Clinique chirurgicale...........................	MM. TEDENAT (✸).
Clinique médicale............................	CARRIEU (✸).
Clinique des maladies mentales et nerveuses.....	MAIRET (✸).
Physique médicale...........................	IMBERT (✸).
Botanique et histoire naturelle médicales........	GRANEL.
Clinique chirurgicale...........................	FORGUE (✸).
Clinique ophtalmologique.....................	TRUC (O. ✸).
Chimie médicale............................	VILLE.
Physiologie	HEDON.
Histologie..................................	VIALLETON.
Pathologie interne	DUCAMP.
Anatomie.................................	GILIS (✸).
Clinique chirurgicale infantile et orthopédie......	ESTOR.
Microbiologie	RODET.
Médecine légale et toxicologie................	SARDA.
Clinique des maladies des enfants.............	BAUMEL (✸).
Pathologie et thérapeutique générales	BOSC.
Hygiène....................................	BERTIN-SANS (H.)
Clinique médicale............................	RAUZIER (✸).
Clinique obstétricale.........................	VALLOIS.
Thérapeutique et matière médicale	VIRES.
Anatomie pathologique.......................	MASSABUAU.

Professeurs adjoints : MM. De ROUVILLE, PUECH, MOURET.

Doyen honoraire : M. VIALLETON.

Professeurs honoraires: MM. E. BERTIN-SANS (✸), HAMELIN (✸), GRASSET (O. ✸).

Secrétaire honoraire : M. GOT.

Chargés de Cours complémentaires

Clinique gynécologique...................	MM. De ROUVILLE, prof.-adj.
Accouchements...........................	PUECH, profes.-adjoint.
Clinique d'oto-rhino-laryngologie	MOURET, profes.-adj.
Pathologie externe.......................	LAPEYRE, agr. lib. ch. de c.
Clinique des maladies des voies urinaires.	JEANBRAU ✸, ag. lib. ch. de c.
Clinique ann. des mal. syphil. et cutanées...	VEDEL., agr. lib. ch. d. c.
Médecine opératoire......................	SOUBEYRAN, ag. lib. ch. d. c.
Clinique annexe des maladies des vieillards.	EUZIERE, agrégé.
Accouchements...........................	P. DELMAS, agrégé.

Agrégés en exercice

MM. GALAVIELLE.	MM. RICHE.	MM. J. DELMAS.
GRYNFELTT.	CABANNES.	RIMBAUD.
LAGRIFFOUL.	DERRIEN.	ROGER.
LEENHARDT.	P. DELMAS.	ETIENNE.
GAUSSEL.	EUZIERE.	LISBONNE.

Examinateurs de la thèse :

MM. De ROUVILLE, Président.	MM. GALAVIELLE, Agrégé.
VALLOIS, Professeur.	VEDEL, Agrégé libre.

A LA MÉMOIRE DE MON REGRETTÉ PÈRE

*Faible témoignage de ma profonde
reconnaissance.*

A MA MÈRE CHÉRIE

A MES PARENTS

A MES AMIS

A. SALIÈRE-DELAÎTRE.

DE
L'ÉPITHÉLIOMA

DE LA

GLANDE DE BARTHOLIN

HISTORIQUE

Les tumeurs malignes développées aux dépens de la glande de Bartholin se rencontrent assez rarement. Si bien qu'en France nous voyons que Huguier, qui étudia le premier la pathologie de ces glandes, ne soupçonnait même pas l'existence possible de ces tumeurs.

La première mention, en France, de l'état pathologique qui nous occupe est celle de Pozzi dans son dernier traité, dans le chapitre qu'il consacre au cancer de la vulve, où il dit : quelquefois ce cancer peut se développer aux dépens de la glande de Bartholin.

A l'étranger, la première observation connue paraît être celle de Klob, qui, en 1864, dit que : l'inflammation chronique de la glande vulvo-vaginale peut dégénérer en une tumeur dure, fibreuse, adhérente aux tissus voisins ;

il cite même un cas qui avait « l'apparence d'un cysto-sarcome de la mamelle ». Mais cette observation ne fut pas vérifiée microscopiquement.

L'observation vraiment authentique est celle publiée, en 1880, par Sinn, et qui fut une trouvaille d'autopsie. Ici l'examen anatomo-pathologique qui accompagne l'observation ne laisse aucun doute sur la nature et l'origine de la tumeur.

Après cette observation on en publie d'autres en Allemagne, en Belgique, en Angleterre, en France, en Italie et en Russie, si bien qu'on en compte aujourd'hui une vingtaine dans la science. La plupart des dernières observations publiées sont confirmées par l'examen anatomo-pathologique et peuvent, par le fait, être considérées comme certaines.

En France, la première observation semble être celle publiée à Toulouse par Lestrade en 1901, ensuite viennent les deux observations qui se trouvent dans la thèse de Sabournin, soutenue devant la Faculté de Bordeaux, en 1908.

A ces rares cas nous joignons l'observation qu'a bien voulu nous donner M. le professeur de Rouville, et qui est celle d'une malade de sa clientèle.

ÉTIOLOGIE ET PATHOGÉNIE

Le cancer de la glande de Bartholin est considéré, par nombre d'auteurs, comme étant secondaire ; il semble cependant qu'il est plutôt primitif, du moins d'après les quelques observations que nous avons pu recueillir et que nous citons dans ce travail.

Le cancer primitif de la vulve est lui-même une affection assez rare, puisque, d'après Grütle, il ne représente que 1 p. 100 des cancers en général, et en nous rapportant aux statistiques de Goldschmidt, nous voyons que, sur 211 cas réunis par cet auteur, il y en a 7 dont l'origine bartholinienne est indiscutable, ce qui fait une moyenne de 3 p. 100 des cancers de la vulve tirant leur origine de la glande vulvo-vaginale. Mais il est possible et même probable que bon nombre de cancers qui se développent dans le tiers inférieur de la grande lèvre ont pour point de départ la glande de Bartholin, et qui ont été, dans les statistiques citées, étiquetés simplement cancers de la vulve.

L'hérédité ne semble pas jouer ici un grand rôle.

L'âge semble avoir plus d'importance; la plupart des observations se rapportent, en effet, à des femmes ayant dépassé la quarantaine, c'est du reste à cet âge que l'on observe les cancers en général.

Les accidents de la ménopause n'ayant pas été notés dans les observations que nous avons recueillies, nous n'avons pu établir la relation existant entre cet état et le cancer de la glande de Bartholin.

On a observé cette affection chez les multipares, chez les primipares, chez les nullipares, mais il n'y a pas d'observations concernant les vierges.

Les lésions antérieures portant sur l'appareil génito-urinaire ne semblent pas avoir une grande influence. Il est cependant bien possible que le cancer se développe plus facilement sur une glande dont l'épithélium aura été déjà plus ou moins altéré du fait d'une inflammation antérieure.

La dégénérescence maligne d'une tumeur bénigne est possible, comme le prouve l'observation de Schweiger, où nous voyons une malade présentant « une induration de la grosseur d'un œuf de pigeon » occupant la place de la glande, et elle revient *trois ans* après avec une tumeur de la grosseur d'un œuf de poule.

Il est peu probable qu'une tumeur maligne ait évolué avec une telle lenteur.

Quant à la pathogénie de ces tumeurs elle est encore inconnue, comme du reste celle des autres cancers, cela malgré les nombreuses recherches et expériences qui ont été faites sur ce sujet.

ANATOMIE PATHOLOGIQUE

L'examen histologique des lésions étant donné avec chaque observation, nous pensons inutile d'y insister ici. Un point que nous ne saurions cependant passer sous silence est l'anatomie normale de la glande, sa situation, ses rapports, etc., qui ont une certaine importance au point de vue opératoire.

Les données suivantes sont puisées au Traité d'anatomie du professeur Poirier :

Historique. — En 1676, ces glandes furent décrites chez la vache par Duverney ; en 1680, Bartholin les décrivit chez la femme. On les appelle aussi quelquefois *glandes de Tiedemann* ou *glandes de Cowper* de la femme, parce qu'en effet elles rappellent par leur forme, leur situation. etc., la glande bulbo-uréthrale de l'homme.

Huguier les appela glandes *vulvo-vaginales* dans son mémoire sur la pathologie des organes génitaux de la femme.

A l'étranger, ces glandes sont connues sous le nom de *grandes glandes du vestibule (glandulæ vestibulares majores).*

Développement. — Ce sont des glandes muqueuses qui s'observent sur le vestibule vaginal et qui se développent aux dépens d'une invagination de l'épithélium du sinus uro-génital endodermique.

Elles apparaissent et se parachèvent de très bonne heure. Dès le début du 3ᵉ mois, on constate leur présence sous forme d'un bourgeon solide placé un peu au-dessous de l'embouchure du canal uro-génital dans le cloaque (Nagel). Ce bourgeon se ramifie très vite et ces invaginations se creusent d'une lumière limitée par un épithélium cubique à deux couches. Dès le 5ᵉ mois, la glande est formée au point de vue histologique. A partir du 6ᵉ mois, on y trouve de la mucine.

Situation. — Il y a une glande de chaque côté. Chacune d'elles est située sur les côtés postéro-latéraux de l'orifice vulvo-vaginal, entre lui et l'ischion, au niveau du bord postérieur du diaphragme uro-génital. Elles se trouvent à 1 centimètre au-dessus de l'hymen, à 1 cm. 5 de l'ischion et du revêtement cutanéo-muqueux du vestibule.

Bien qu'elle soit dans la loge inférieure du périnée, ce n'est cependant que chez les femmes maigres qu'on réussirait à la sentir par la palpation. A cet effet, il convient de pincer entre le pouce et l'index la partie postérieure de la grande lèvre.

Ces glandes peuvent manquer d'un ou des deux côtés.

Forme. Poids. Dimensions. — Elle a la grosseur d'un pois ou d'une fève, elle pèse 4 à 5 grammes Ovalaire un peu aplatie transversalement à grand axe antéro-postérieur. Il y a de grandes variations individuelles. Chez la femme adulte sa longueur varie de 7 à 20 mm., sa largeur de 4 à 11 mm. et son épaisseur de 3 à 7 mm.

Sa couleur est blanc jaunâtre, ou gris rougeâtre, de consistance ferme et élastique, sa surface est irrégulière.

Rapports. — Il y a lieu de distinguer les rapports de la glande et ensuite ceux de son canal excréteur.

A) GLANDE. — *Face externe*, est recouverte directement par des veines, un rameau du nerf honteux interne et le muscle bulbo-caverneux ; plus superficiellement se trouvent les nerfs périnéaux superficiels, l'aponévrose périnéale inférieure, enfin le tissu cellulaire sous-cutané et la peau de la grande lèvre. Dans sa partie antérieure cette face touche le bulbe du vestibule, qu'elle déborde en arrière.

Face interne, répond au vagin duquel elle est séparée par un prolongement de l'aponévrose périnéale moyenne et le muscle constricteur de la vulve.

Le bord inférieur répond au muscle bulbo-caverneux.

Le bord supérieur repose sur le diaphragme urogénital.

B) LE CANAL EXCRÉTEUR. — Naît de la face interne de la glande. Long de 15 à 18 mm., large de 2 mm. Il se dirige en avant, en dedans et un peu en bas, traverse les fibres du sphincter vulvaire et vient s'ouvrir dans le fond de la gouttière nympho-hyménéale à l'union du tiers postérieur avec les deux tiers antérieurs de l'orifice vaginal. L'orifice est quelquefois voilé par un petit pli falciforme.

Structure. — La glande est une glande tubuleuse ramifiée. Elle est divisée en lobules par un stroma conjonctif renfermant des fibres musculaires lisses provenant des muscles bulbo-caverneux et sphincter vulvaire. Les lobules sont formés d'acini auxquels font suite des canaux courts qui vont s'ouvrir dans des cavités plus

longues nommées *sinus*. De chaque sinus part un canal
excréteur ; ces conduits se réunissent en un canal unique
qui se rétrécit progressivement jusqu'à son embouchure.

L'épithélium des acini est formé d'une seule rangée
de cellules dont les unes sont cylindriques, les autres
caliciformes à noyau pariétal.

Les sinus sont revêtus par une couche de cellules
cubiques, les canaux excréteurs qui en partent par une
seule rangée de cellules cylindriques.

Le conduit principal est pluristratifié et présente des
cellules cylindriques qui s'aplatissent près de l'embouchure vestibulaire.

La vitrée dans les acini et les canalicules excréteurs
est doublée de fibres élastiques et musculaires lisses. La
paroi du canal principal est mince et transparente, renferme les mêmes éléments avec des glandes muqueuses en miniature en plus.

Bien que formées de très bonne heure, les glandes de
Bartholin n'acquièrent leur volume qu'à la puberté et
s'atrophient à la ménopause. Ce sont donc essentiel-
lement des organes liés à la vie génitale. Elles sécrè-
tent un liquide épais, visqueux et clair, expulsé en plus
grande abondance au moment des rapports sexuels.
Elles manquent chez les cétacés et chez quelques carni-
vores.

Vaisseaux et nerfs. — Les artères proviennent de la
honteuse interne et de l'artère périnéale superficielle ; les
veines nombreuses, plexiformes, se jettent les unes
directement dans la honteuse interne, les autres dans
les veines du bulbe et de l'extrémité inférieure du vagin.

Les lymphatiques existent incontestablement. Mais où
vont-ils ? Pour les uns ils aboutissent aux ganglions
contre les parties latérales du vagin et du rectum, pour

d'autres ils se rendent aux ganglions inguinaux ; en effet, on trouve souvent ces ganglions engorgés dans le cas de tumeur de la glande.

Les nerfs proviennent des filets sympathiques péri-vasculaires, d'autres dépendent de la branche périnéo-vulvaire du nerf honteux.

Disons maintenant quelques mots à propos des tumeurs développées :

A) Aux dépens de la glande même.

B) Aux dépens des canaux excréteurs.

A) TUMEURS DE LA GLANDE. — Ces tumeurs sont dans la plupart des cas des tumeurs solides, elles siègent presque invariablement dans le tiers inférieur de la grande lèvre. C'est d'ailleurs là le premier caractère qui doit faire penser à des tumeurs de ce genre. Leur volume est variable. Leur forme est ovoïde à grand axe se confondant avec celui de la grande lèvre. Elles sont ordinairement dures, plus ou moins bosselées dans certains cas, cependant elles sont lisses, elles sont plus ou moins mobiles sur les plans profonds. La peau est le plus souvent mobile sur la tumeur, elle est d'ordinaire saine, excepté dans le cas cité par Blümcke où la tumeur était ulcérée.

Les ganglions inguinaux sont envahis, mais assez tardivement.

A l'examen microspique, ces tumeurs ont l'aspect alvéolaire du carcinome, à quelques détails près on trouve dans les observations un stroma conjonctif abondant renfermant des fibres musculaires lisses et circonscrivant des alvéoles farcies de cellules plus ou moins atypiques et dont l'origine cylindrique est assez reconnaissable. On a signalé la dégénérescence graisseuse ou l'évolution colloïde d'une partie des cellules de la tumeur.

Ilonan rapporte un cas assez intéressant, où la tumeur présentait deux parties bien distinctes. Le centre était franchement carcinomateux, et à la périphérie il y avait du tissu conjonctif formant une capsule. Cet auteur nota aussi quelques vestiges du canal excréteur, mais il ne put trouver, malgré la multiplication de ses recherches, l'embouchure du canal.

Une observation de Geist est aussi intéressante en ce sens qu'il y décrit des acini intacts placés à côté des alvéoles carcinomateuses et enfin certaines parties dures où le tissu conjonctif s'est fortement développé et qui donne à la tumeur un aspect squirrheux.

Sinn rapporte un cas de mélano-carcinome observé par lui.

Ilonan, Geist et Schweiger signalent dans la charpente alvéolaire des fibres musculaires lisses en quantité plus ou moins grande.

Lestrade a, à son tour, décrit une tumeur contenant des îlots de cellules carcinomateuses au centre desquels se trouvent des « masses sphériques opalescentes » et qui ne sont probablement que les corps oviformes décrits par Robin.

Il s'agissait donc d'un endothéliome de la forme spéciale désignée sous le nom de cylindrome.

Disons enfin que dans certains cas la glande peut subir la dégénérescence kystique et la tumeur est alors finalement fluctuante.

B) Tumeurs du canal excréteur. — Les tumeurs développées aux dépens du canal excréteur présentent un aspect tout différent surtout au point de vue macroscopique. Elles sont de coloration rouge vif, se présentent comme un chou-fleur, elles sont mollasses et saignent facilement, présentent un court pédicule qui vient s'insérer à l'embouchure du canal excréteur de la glande.

Histologiquement, elles sont constituées par une charpente conjonctive richement vascularisée et supportant plusieurs assises de cellules cylindriques à noyaux allongés et situés à la base des cellules. Quelques-unes d'entre elles présentent un aspect caliciforme.

On justifie la localisation du néoplasme par le fait que la tumeur occupe la place du canal excréteur de la glande et qu'il n'y a dans la région aucun autre organe capable de donner naissance à un épithélioma cylindrique.

SYMPTOMES, DIAGNOSTIC, PRONOSTIC
TRAITEMENT

Symptômes et diagnostic. — Le plus souvent les malades viennent voir le médecin parce que depuis quelque temps déjà elles se sont aperçues d'une petite tumeur dure, indolore et qui occupe la partie postérieure de la grande lèvre, la tumeur a grossi insensiblement et ce n'est que bien plus tard qu'apparaissent les douleurs qui s'irradient vers la région lombaire et vers les cuisses. Ces douleurs sont surtout provoquées par la marche et le coït. Il y a quelquefois des pertes leucorrhéiques fétides ; ces pertes sont surtout abondantes et fétides dans le cas de cancer du canal excréteur, et s'accompagnent alors d'hémorragies.

L'évolution du cancer de la glande de Bartholin semble être assez lente, les ganglions sont pris assez tardivement, la généralisation n'a jamais été observée.

Examen local. — Les tumeurs du canal excréteur sont de diagnostic facile. En effet, comme l'ont noté Von Frisch et MM. Boursier et Roche, la tumeur se présente sous forme d'un chou-fleur pédiculé, le point d'implantation siégeant au niveau de l'orifice du canal excréteur ; elle est donc facilement différenciée des *mol-*

luscums et *papillomes* qui sont les autres tumeurs pédi-
culées que l'on peut rencontrer dans la région.

Les tumeurs de la glande même sont plus difficiles
à diagnostiquer, elles présentent cependant certains
caractères qui permettent de les distinguer. Ce sont
surtout leur dureté spéciale, leurs bosselures, leur adhé-
rence avec la peau et les muqueuses. La bartholinite
s'en distingue facilement parce qu'elle se développe rapidement et s'accompagne de vives douleurs, la peau
est rouge et la suppuration ne tarde pas à apparaître.

On les confond plus facilement avec les fibro-myomes
de la grande lèvre ; elles s'en distinguent cependant
parce que les fibro-myomes occupent la partie supé-
rieure de la grande lèvre et présentent un pédicule qui
les relie au canal inguinal, enfin leur consistance est
moins dure, leur forme plus régulière et la peau mobile
à leur surface.

Pronostic. — Le pronostic est plutôt sévère, car les
récidives sont fréquentes, même après les opérations
les mieux conduites, et se font soit au niveau de la
cicatrice opératoire, soit au niveau des ganglions inguinaux. Les malades étant pour la plupart du temps
âgées, la déchéance sénile vient encore assombrir le
pronostic.

Traitement. — Le seul traitement rationnel consiste
dans l'ablation large de la tumeur pratiquée aussitôt le
diagnostic posé, ou plutôt alors même qu'on hésite encore entre un néoplasme, un kyste et une induration
inflammatoire. L'intervention, pour être complète, doit
aussi comprendre l'extirpation des cordons lymphatiques et des ganglions indurés, surtout ceux de l'aine.

OBSERVATIONS

OBSERVATION 1

**Epithélioma atypique paravaginal développé fort probablement
aux dépens de la glande de Bartholin.**

Par M. le professeur De Rouville.

Si l'on en juge par les observations publiées jusqu'à ce jour, le cancer de la glande de Bartholin est une affection rare. Savournin dans sa thèse (Bordeaux, 1908), joint 2 cas nouveaux aux 15 cas connus à cette date et publiés en Allemagne (Sinn, Wolff, Geist, Schweiger, Mackenrodt, Fritch, Martin, Honan, von Frisch, Blümcke), en France (Lestrade), en Belgique (Godart), en Italie (Coen, Trotta), en Russie (Boguslavski). Je signalerai depuis la thèse de Savournin les mémoires de Franck (*Medizinische Klinik*, 1908, n° 36) de Schluter (*Centralblatt f. Gyn.*, 1908), de Fabricius (*Centralblatt für Gyn.*, 1909, t. XXXIII), de Ratkowski (*Berlin. Kl. Woch.*, 1910, p. 1084).

J'ai eu la bonne fortune d'opérer ces jours derniers, dans ma clientèle, une dame porteur dans la région paravaginale droite d'une tumeur dont la glande de Bartholin me paraît être l'origine très probable.

Voici cette observation avec l'examen anatomo-pathologique de la tumeur qu'a bien voulu faire mon collègue
Massabuau.

A) *Clinique.* — Mme D..., originaire du Gard, est âgée
de 67 ans ; c'est une femme maigre, d'apparence chétive,
mais dont la santé a toujours été excellente ; son père
est mort à 89 ans d'accidents urinaires, sa mère à 88 ans
d'hémorragie cérébrale ; elle a un frère et une sœur bien
portants. Réglée à 13 ans, elle l'a toujours été normalement jusqu'à la ménopause survenue à 40 ans. Mariée à
22 ans, elle n'a jamais eu ni enfants, ni fausses couches ;
elle n'a jamais souffert du ventre ; pas de pertes blan-
ches ; aucune trace d'infection vulvo-vaginale ancienne
ou actuelle. A noter cependant un certain degré d'insuffi-
sance myocardique, essoufflement facile pendant la marche. Urines normales.

C'est il y a six mois, en faisant sa toilette, qu'elle a
découvert sa tumeur ; celle-ci, absolument indolore, présente à cette date le volume d'un œuf de pigeon, sa
consistance est dure, elle est mobile et absolument
insensible à la pression. Le médecin de la famille,
consulté, fait les constatations précédentes et conseille
des applications humides. La malade, que sa tumeur ne
gêne en aucune façon, laisse aller les choses, et ne songe
à consulter à nouveau son médecin que six mois plus
tard, la tumeur paraissant augmenter de volume. Elle a,
en effet, acquis les dimensions d'un œuf de poule, et en
présence de cette évolution progressive la malade m'est
adressée. Je constate alors ce qui suit : la malade étant
mise en position gynécologique, les régions vulvaire et
vaginale droites apparaissent très déformées dans leur
tiers inférieur ; l'orifice vulvo-vaginal est oblitéré par la
saillie que fait en ce point la tumeur ; celle-ci descend

jusqu'au voisinage de l'anus, refoule en bas la peau du périnée. Le toucher vaginal montre que la peau du vagin glisse sur la tumeur ; il en est de même de la muqueuse vulvaire. Le sillon qui normalement sépare la grande de la petite lèvre est déplissé.

La peau périnéale n'adhère pas à la tumeur. Saisie entre le doigt vaginal et la main périnéale, la tumeur paraît jouir d'une grand mobilité ; elle se prolonge en dehors jusqu'à l'ischion et remonte assez haut dans la fosse ischio-rectale. Le toucher rectal permet de faire les mêmes constatations, mais il montre en outre que la tumeur refoule le rectum de droite à gauche, et, si la muqueuse rectale paraît glisser sur elle, on ne saurait affirmer que la couche musculaire du rectum n'adhère pas au néoplasme. Il n'y a pas de ganglions inguinaux. L'examen ne provoque aucune douleur au niveau de la tumeur, dont la consistance est celle du bois.

B) *Opération*. — Après une tentative infructueuse d'anesthésie locale à la novocaïne-adrénaline, j'endors la malade à l'éther goutte à goutte, après injection hypodermique de pantopon. L'anesthésie est parfaite. Je fais alors, au milieu du sillon déplissé interlabial, une incision verticale sur toute l'étendue de la tumeur. Les muqueuses vaginale et vulvaire se laissent aisément décoller ; par la brèche ainsi ouverte, je procède à la dissection de la tumeur, qui m'entraîne loin en dehors et profondément, ainsi d'ailleurs que l'examen clinique me l'avait laissé prévoir ; j'arrive ainsi jusqu'à l'ischion auquel la tumeur n'adhère pas, et, en haut, jusqu'au releveur dont je suis obligé de dissocier les fibres : en bas, la séparation d'avec la peau se fait très bien, mais en dedans, malgré la précaution prise de repérer le rectum avec l'index introduit ganté dans sa cavité, j'ouvre l'intestin, je suis obligé pour parfaire l'extirpation de la tumeur d'en réséquer une partie dans l'étendue d'une pièce de 50 centimes.

Suture du rectum, de la muqueuse vulvo-vaginale, drainage de la fosse ischio-rectale ; pansement, sonde vésicale à demeure, 5 centigr. d'extrait thébaïque les jours suivants, purgation au 8e jour. A l'heure actuelle, 15 jours après l'intervention, la cavité se comble peu à peu, mais il existe une petite fistule recto-vulvaire, et des piqûres quotidiennes d'huile camphrée et de caféine sont rendues nécessaires par la faiblesse inquiétante du cœur.

C) *Examen anatomo-pathologique*. — La tumeur est constituée par des amas de cellules épithéliales néoplasiques atypiques qui se présentent en certains points sous forme de cordons épithéliaux offrant le type de l'*épithélioma tubulé*. Les éléments cellulaires qui constituent ces travées sont en général de petites dimensions et très serrés les uns contre les autres ; en quelques points cependant on voit apparaître de véritables cellules géantes épithéliales uni ou multinucléées, qui tranchent par leurs dimensions et par leur imprégnation plus intense par les colorants sur le reste du tissu épithélial ; en certaines zones même, on se trouve en présence de véritables plasmodies, particulièrement nombreuses au contact des foyers de désintégration hémorragique que l'on rencontre çà et là dans la tumeur. En aucun point on ne peut voir de tissu glandulaire normal, ni de stades de prolifération adénomateuse.

Il s'agit en somme d'un *épithélioma atypique* qui n'a pas le type d'un épithélioma pavimenteux *qui est fort probablement d'origine glandulaire* (glande de Bartholin ?), l'absence de stades initiaux de la prolifération ne permet pas d'affirmer absolument cette origine.

OBSERVATION II

(Résumée. — Thèse de Sinn. Marburg, 1880.)

Femme de 28 ans. Parents bien portants. Mariée depuis cinq ans, pas d'enfant.

A son entrée à l'hôpital, la malade présente un aspect anémique très prononcé; toux douloureuse, expectoration modérée, non sanglante; température élevée. Aux poumons, râles de bronchite disséminés. Au cœur, un souffle anémique. Foie moyen, rate notablement hypertrophiée.

L'anémie et la faiblesse augmentent. Mort après une agonie de plusieurs jours avec signes d'œdème pulmonaire et de paralysie du cœur.

Autopsie. — Rate volumineuse, 28 centimètres de long, 20 de large et 12 d'épaisseur.

La capsule est très épaissie, diffuse et laiteuse, çà et là elle présente un aspect cartilagineux. Consistance élastique.

La grande lèvre gauche est fortement enflée et est de consistance ferme. Après incision de la peau on trouve une tumeur de la grosseur d'un œuf de poule, pigmentée de brun, qui à la vue présente l'aspect d'une glande. A la coupe on peut, par raclage, enlever une sécrétion crémeuse d'un blanc jaunâtre.

On enlève les organes génitaux en bloc et on les durcit en les mettant dans le liquide de Kleinenberger. A un examen plus approfondi des organes ainsi séparés, on note que du côté droit les organes génitaux externes sont absolument normaux. Dans l'épaisseur de la grande lèvre gauche on trouve une tumeur, grosse comme un œuf de poule, au niveau de laquelle la peau est normale et mobile. La petite lèvre est plus courte que celle du côté droit, attendu que sa partie inférieure est détruite par la tumeur.

La tumeur se prolonge en arrière et va adhérer au périoste de la branche ischio-pubienne, en bas elle atteint la commissure vulvaire où l'on sent à travers la peau sa surface bosselée. En haut elle repose sur la muqueuse de la partie inférieure du vagin et se termine dans la région inguinale.

Examen anatomo-pathologique. — A la coupe on voit que la tumeur se compose de grandes loges formées elles-mêmes par des loges plus petites et séparées par des cloisons conjonctives d'épaisseur variable. Les petites alvéoles sont à peine visibles à l'œil nu, les plus grandes ont un diamètre de 1 millim. à 1 millim. 5. Elles sont remplies d'une substance caséeuse assez semblable aux exsudats croupaux. Le stroma conjonctif renferme un pigment qui, vraisemblablement diffusé dans le liquide conservateur, colore aussi le contenu des grandes cavités alvéolaires. Histologiquement ce contenu est formé de cellules tantôt rondes, tantôt polymorphes, dont certaines présentent les différents stades d'une dégénérescence graisseuse.

Dans le stroma conjonctif on trouve de nombreux vaisseaux gorgés de sang. Le pigment se trouve dans le tissu conjonctif sous forme de fines granulations amorphes.

Les coupes faites à la périphérie de la tumeur montrent des cordons flexueux et anastomosés, qui correspondent probablement à des vaisseaux lymphatiques préexistants, mais fortement dilatés ; les plus fines ramifications présentent une simple rangée de cellules pénétrant le tissu conjonctif.

Au point répondant au canal excréteur se trouve un conduit dans lequel on peut introduire un stylet à une profondeur de 7 millimètres. En cet endroit, la muqueuse est très adhérente à la tumeur, qui enveloppe ce conduit jusqu'à son orifice.

On conclut à un carcinome mélanique de la glande de Bartholin :

1° A cause de la structure glandulaire de la partie centrale de la glande ;

2° Parce que le canal excréteur, terminé en cul-de-sac dans la tumeur, est engainé par elle jusqu'à son orifice et qu'en ce seul point la muqueuse est adhérente ;

3° Parce que la peau est partout mobile, et qu'on ne trouve aucun point de départ ectodermique.

OBSERVATION III

(Résumée. — Thèse de Geist. Halle, 1887.)

Femme de 59 ans. Rien dans les antécédents. Quatre enfants. Depuis six mois la grande lèvre droite a augmenté de volume, donnant lieu à de vives douleurs irradiées dans la région inguinale, le bassin et la cuisse.

Un médecin avait diagnostiqué une hernie inguinale. La persistance des douleurs et l'accroissement de la tumeur obligèrent la malade à s'aliter. Il y avait empêchement mécanique à la miction et à la défécation.

Bien que de constitution robuste, elle présente un aspect cachectique avec le teint jaune paille. Malgré les vives douleurs elle peut marcher, mais seulement en écartant les jambes.

La grande lèvre droite est très tuméfiée et est de la grosseur du poing.

La tuméfaction s'étend de la symphyse à la région anale. La peau, de coloration normale, fortement tendue, présente un riche réseau de veines dilatées.

La tumeur elle-même, de la grosseur d'une pomme reinette, est dure, arrondie, avec quelques bosselures. On a l'impression d'une tumeur solide, hernie, kyste ou abcès de la glande de Bartholin.

On s'arrête au diagnostic de néoplasme malin de la glande vulvo-vaginale.

La tumeur occupe, en effet, la place de la glande à la partie moyenne et interne de la grande lèvre. Le canal, en partie engainé par la tumeur, reste perméable sur une longueur de 20 millimètres. Par pression on fait sourdre un liquide crémeux, blanchâtre, riche en cellules. Ganglions inguinaux non infiltrés.

Opération. — Excision de la tumeur dans un tissu vascularisé. On enlève en même temps le canal excréteur ainsi que la partie de muqueuse vaginale adhérente, de 6 à 7 centimètres de long sur 4 de large. Sutures profondes seulement. Tamponnement à la gaze iodoformée. Fièvre. Intoxication par iodoforme. Malade sort 45 jours plus tard, avec une plaie de bon aspect presque fermée.

Examen anatomo-pathologique. — Tumeur dure avec quelques points ramollis.

A la coupe on voit un tissu jaune pâle avec des points plus sombres et plus clairs çà et là.

Le néoplasme est constitué par du tissu fibreux, condensé à la périphérie et présentant néanmoins des adhérences avec les tissus environnants.

Au microscope, dans le voisinage de la muqueuse vaginale on trouve des tractus conjonctifs néoformés circonscrivant des lacunes bourrées de cellules carcinomateuses polymorphes de grosseur moyenne, fortement colorées. On y trouve aussi des cellules cylindriques dont certaines ont subi la dégénérescence graisseuse.

Entre les cordons solides apparaissent des acini et des canaux glandulaires tantôt normaux, tantôt à peine altérés, à une seule couche de hautes cellules cylindriques.

Le stroma, surtout à la périphérie, et le tissu adipeux environnant possèdent de nombreux vaisseaux ; on y trouve des fibres musculaires lisses par place. On conclut donc que le néoplasme a pour point de départ la glande de Bartholin, parce que :

Cliniquement : 1° Le siège de la tumeur, au point typique des tumeurs bartholiniennes ;

2° La tumeur est sous-cutanée et la peau à son niveau est normale et mobile ;

3° Le canal excréteur normalement dilaté adhère à la masse néoplasique.

Anatomiquement : présence dans le néoplasme des conduits et d'acini glandulaires sains.

OBSERVATION IV

(Résumée. — Vir Schweiger. *Arch. für Gynækol.*, S. 322 f. f., 1893.)

Femme de 58 ans, multipare. A eu une bartholinite droite. En pleine santé, elle remarque dans l'épaisseur de la grande lèvre droite une induration du volume d'un œuf de pigeon. Le canal excréteur, légèrement dilaté, y pénètre à une profondeur de 1 centimètre environ.

Adénopathie inguinale bilatérale : les ganglions durs, mobiles, du volume d'un pois à un haricot.

On fait le diagnostic d'induration inflammatoire chronique, consécutive à une bartholinite.

Trois ans plus tard, la malade revient.

La tumeur a le volume d'un gros œuf de poule. Canal excréteur très dilaté admettant l'extrémité de l'index. La tumeur saigne facilement. Peau adhérente. Etat des ganglions stationnaire.

Opération. — On excise la tumeur et dans la profondeur on la détache de l'os. Réunion par première intention. On n'extirpe pas les ganglions. Trois mois après, un des ganglions du côté droit a atteint la grosseur d'un œuf de pigeon et est moins mobile. Il grossit rapidement et se fixe de plus en plus. Mais la malade ne se décide pas à une seconde opération.

Examen anatomo-pathologique. — Tumeur dure qui donne par raclage un suc blanchâtre. Le canal excréteur, d'un diamètre de 3 à 4 mm., possède à son orifice une muqueuse saine mais qui plus loin disparaît, remplacée par du tissu néoplasique.

Au microscope on voit un stroma conjonctif dense, circonscrivant des alvéoles rondes ou ovales, plus ou moins grandes, remplies de petites cellules épithélioïdes polyédriques à noyaux assez volumineux, souvent très colorés. Pas de substance intercellulaire. Dans le stroma on trouve des fibres musculaires lisses et à la périphérie des faisceaux striés. Quelques éléments cellulaires présentent la dégénérescence graisseuse.

On conclut que la glande de Bartholin est le point de départ du néoplasme par élimination, l'épithélium de la

peau, de la muqueuse et des autres appareils glandulaires étant intacts. De plus, l'affection a succédé à une
bartholinite ancienne. Le canal excréteur, dilaté, aboutit
dans la tumeur. Toutefois l'absence de tissu glandulaire
enlève à l'observation quelque peu de sa valeur.

OBSERVATION V

(Pehann. — Communication à la Société d'obstétrique et de gyn. de Vienne,
28 avril 1903.)

Femme de 77 ans, présente au niveau de la grande
lèvre droite une tumeur dure, bosselée, mobile sur les
plans profonds. Les ganglions sont tuméfiés des deux
côtés mais surtout à droite. Le néoplasme est enlevé
facilement sous anesthésie locale.

L'examen histologique montra qu'il s'agissait d'un
épithélioma à cellules cylindriques.

OBSERVATION VI

Femme de 54 ans. Depuis trois mois, la malade a
remarqué dans la grande lèvre gauche une tumeur
qui s'est accrue rapidement et qui avait acquis au
moment de l'examen la grosseur du poing. Le canal
excréteur est très dilaté, et oblitéré par des masses

néoplasiques. La tumeur est infiltrée d'amas cancéreux et présente à son centre une cavité du volume d'un œuf de pigeon dans laquelle débouche le canal excréteur.

Opération. — Excision de la tumeur jusqu'aux tissus sains. Cautérisation de la plaie opératoire, cicatrisation par bourgeonnement en six semaines.

On conclut que le point de départ est dans la glande vulvo-vaginale :

1° Parce que la tumeur siège au lieu d'élection et fait saillie à la face interne de la grande lèvre.

2° Parce que le canal excréteur dilaté et oblitéré aboutit dans la tumeur.

L'examen histologique n'a pas été fait.

OBSERVATION VII

(Résumée. — A. Martin. — *Pathologie u. Therapie der Frauenkr.*, 1893.)

On enlève à une femme de 70 ans un carcinome de la glande de Bartholin avec ganglions inguinaux infiltrés. La malade meurt 4 ans plus tard d'une récidive.

OBSERVATION VIII

(Résumée. — O. Von Frisch. — *Monatschrift für Geb. und Gyn.*, 1904, XIX.)

Femme de 77 ans, ayant eu 8 enfants, toujours bien portante, ménopause à 50 ans. Depuis trois ans, elle avait remarqué, en même temps qu'une tumeur qui avait grossi progressivement, un écoulement muqueux

assez abondant et par moments nauséabond. Pas d'hémorragie.

On trouve à l'examen de l'artério-sclérose et de l'em-
physème.

Aux organes génitaux, on trouve une tumeur rouge,
dure, indolore, de la grosseur d'une noix, semblable à
un chou-fleur, recouverte d'une vitrée qui se repro-
duit rapidement si on l'enlève ; elle présente un pédicule large et court qui s'insère à droite et en bas.
La tumeur est assez mobile.

Il y a une adénopathie inguinale bilatérale prédominante
à droite, côté de la tumeur. Ailleurs, tout semble normal.

On enlève la tumeur ; huit jours après la plaie est
cicatrisée, les ganglions sont désenflés.

La tumeur se présente sous l'aspect d'un chou-fleur
qui émerge de son pédicule comme un papillome ; ce
pédicule est dur, grossier, d'un blanc nacré. La tumeur
est solide, ne montre ni foyer d'hémorragie, ni ramollis-
sement.

Examen microscopique. — Le stroma est formé de
tissu conjonctif qui porte à la base de la tumeur tous
les signes d'une inflammation aiguë ou chronique. On
trouve une prolifération des cellules fixes et de l'endo-
thélium des vaisseaux ; infiltration de petites cellules et
de polynucléaires. Il y a un petit abcès en formation. Le
néoplasme siège sur ce tissu de granulation, il se compose en grande partie de formations dures qui sont
séparées les unes des autres par des cavités profondes
diversement ramifiées. Le stroma est formé de cordons
d'épaisseur variable, riches en vaisseaux sanguins et en
cellules, et sur lesquels reposent les cellules néoplasiques disposées en rangées régulières. Il y a un épithélium cylindrique à plusieurs rangées ; les noyaux sont

oblongs, petits et situés à la base ; certaines cellules sont devenues caliciformes.

A la base de la tumeur se trouve un petit kyste revêtu d'un épithélium et qui peut être considéré comme un reste de la glande. Nulle part ailleurs on n'a trouvé du tissu glandulaire normal.

La plus grande partie de la tumeur représente donc le tableau d'un simple papillome ; en certains endroits cependant on trouve des signes certains de dégénérescence carcinomateuse (les cellules sont plus grandes, irrégulièrement disposées, noyaux pâles, grands et segmentés).

Il y a au milieu du stroma une métastase lymphatique de cellules néoplasiques.

On conclut donc à un épithélioma issu du canal excréteur de la glande de Bartholin :

1° A cause du siège de la tumeur qui est celui de la glande ;

2° A cause des cellules cylindriques qui la constituent et qui appartiennent à ce canal.

OBSERVATION IX

(Résumée. — D'' Boursier et Roche. — Société d'obs. et de gyn. de Bordeaux, 26 novembre 1907.)

Femme de 57 ans, réglée à 20 ans, très irrégulièrement. Trois grossesses normales, accouchements normaux. Ménopause à 54 ans, sans troubles.

Il y a deux ans, la malade constate qu'elle a des per-

tes purulentes et fétides et que son linge est quelquefois
taché de sang. Elle consulte un médecin qui lui conseille
une intervention qu'elle refuse.

Il y a six mois, apparaissent des douleurs lancinantes
irradiées vers l'anus. Les hémorragies sont fréquentes
et plus abondantes, mictions douloureuses. Malade est
amaigrie, pâle, présente de l'inappétence et une consti-
pation opiniâtre.

A l'examen, sur la lèvre gauche on trouve une tumeur
de la surface d'une pièce de cinq francs. Cette tumeur
est mammelonnée, rouge et saigne au moindre contact.
Consistance molle ; elle présente un court pédicule,
implanté entre la fourchette et la base de la petite lèvre
gauche. Pas d'induration des régions voisines ; pas
d'adénopathie.

Opération. — Large exérèse de la tumeur. Réunion
par première intention.

Au microscope. — La tumeur paraît constituée par
des tubes à parois épaisses formés de plusieurs assises
de cellules, laissant au centre une petite cavité. Les
cellules les plus externes sont cylindriques, les autres
sont polyédriques par pression réciproque. On ne voit
nulle part de vitrée bien nette, mais partout les tubes
épithéliaux sont limités par une ligne bien nette. Nulle
part les cellules épithéliales ne semblent avoir envahi le
stroma conjonctif.

Ce stroma est peu abondant, réduit à de minces travées qui séparent les tubes entre eux. Ces travées portent de petits vaisseaux qui s'épanouissent à la surface
du néoplasme en un riche réseau de capillaires gorgés
de sang.

Autour du pédicule la paroi vestibulaire présente un

épithélium normal avec un derme infiltré de nombreux leucocytes.

Il s'agit donc d'épithélioma cylindrique primitif, selon toute probabilité, car l'étude des phénomènes fonctionnels et l'examen de la malade n'ont pas révélé la présence d'un autre néoplasme.

La nature histologique de cette tumeur, sa localisation, nous portent à penser qu'il s'agit d'un épithélioma développé aux dépens du canal excréteur de la glande de Bartholin.

OBSERVATION X

(Résumée. — D⁽⁵⁾ Bégouin et Roche. — Société de gynécologie, 22 octobre 1907.)

Femme de 52 ans, entre à l'hôpital pour fibromes sous-séreux. Hystérectomie abdominale subtotale. Deux ans avant son entrée à l'hôpital la malade avait observé au niveau de la grande lèvre droite une tumeur qui a augmenté progressivement de volume. La tumeur a le volume d'un œuf, elle est oblongue, elle efface le sillon nympho-labial, elle est indolore, mamelonnée. Au-dessus de la tumeur la peau est saine, mobile, amincie; elle ne présente pas de pédicule ni d'adhérences profondes. Douleurs pendant la marche.

Opération. — Décortication qui est rendue délicate à cause des tractus fibreux qui unissent la tumeur à la partie profonde du derme. Hémostase, suture de la plaie, suites opératoires normales.

Examen de la pièce. — La tumeur est formée de kystes de volume inégal séparés par une cloison mince. et contenant un liquide légèrement visqueux, hématique. La paroi des kystes est mince, sa surface interne est lisse, de coloration blanche.

Au microscope. — La paroi des kystes est constituée, en allant de l'extérieur vers l'intérieur, par :

1° Du tissu conjonctif serré, fibrillaire, pauvre en noyaux, très vasculaire ;

2° Du tissu conjonctif plus riche en cellules et à noyaux étoilés ;

3° Epithélium cylindrique unistratifié reposant sur une basale. En certains endroits cet épithélium s'enfonce dans le tissu conjonctif en formant des tubes à aspect glandulaire.

Ici il est soulevé par des hémorragies, ailleurs il est desquamé.

Dans d'autres points, il prolifère et forme des amas cellulaires pluristratifiés. Ces cellules sont orientées dans tous les sens.

Ces végétations intrakystiques contiennent une charpente conjonctive formée par du tissu peu dense, peu vasculaire, riche en cellules, recouverte d'un épithélium semblable à celui du reste de la poche. Il naît :

1° De nombreux tubes glandulaires très allongés.

2° Des productions papillaires qui, elles aussi, comprennent :

a) Une charpente conjonctive analogue à l'autre.

b) Un épithélium pluristratifié, dont la première assise est cylindrique; les autres étant petites et polygonales par pression réciproque.

Les papilles principales émettent à leur tour des papilles secondaires, et ainsi de suite.

L'aspect de la coupe rappelle celui des kystes papillaires.

OBSERVATION XI

(Polaillon. — Maladies des femmes. Paris, 1904. Obs. 50.)

Epithélioma de la vulve consécutif à des abcès récidivants de la glande vulvo-vaginale. — Ablation. — Guérison.

Femme de 49 ans, sans antécédents carcinomateux.

A 18 ans, abcès de la petite lèvre gauche, s'ouvrit spontanément et guérit en 15 jours.

A 24 ans, nouvel abcès au même point. Ouverture et guérison spontanées en 15 jours.

Mariage, accouchement normal, suivi d'une hémorragie qui amena une anémie marquée.

En 1873, nouvel abcès au même point que les précédents. Guérison après incision.

En 1881, encore un abcès qui s'ouvre et laisse une fistule. Incision de la fistule qui persiste néanmoins.

En 1885, on voit pousser une excroissance de chair à l'endroit de ces abcès à répétition. On la cautérise. La tumeur s'ulcère et au-dessous d'elle une nouvelle tumeur se développe.

En 1886, elle entre à l'hôpital, elle a un certain embonpoint.

Sur la face interne de la lèvre gauche existe une tumeur du volume d'une noix, divisée en deux lobes : l'un supérieur, arrondi, recouvert d'une peau qui semble saine; l'autre inférieur, ulcéré et végétant. La surface ulcérée sécrète un liquide séro-purulent. Autour de la tumeur la muqueuse est normale.

La tumeur est dure, sans adhérences profondes. Pas de ganglions inguinaux.

On porte le diagnostic de cancer de la petite lèvre consécutif à une bartholinite suppurée.

Le 6 mars, on fait l'ablation large de la tumeur au thermocautère. Lavages au sublimé à 1/1000. Le 3 avril la malade est guérie.

Trois ans après, il n'y avait pas de récidive.

Examen de la tumeur. — Montre qu'elle est formée de prolifération épithéliale avec dégénérescence colloïde des culs-de-sac et des canaux excréteurs de la glande de Bartholin.

OBSERVATION XII

(Polaillon. — *Loc. cit.* Obs. 51.)

Épithélioma de la glande de Bartholin, débutant par une bartholinite suppurée. — Ablation. — Guérison.

Femme de 62 ans. Il y a six mois, chute sur le périnée, douleurs vives à la partie inférieure interne de la grande lèvre droite, qui se dissipent rapidement. Trois mois après elle voit apparaître une petite tumeur dure, peu douloureuse. La tumeur s'enflamma, devenant très douloureuse, et, malgré le traitement résolutif opposé, la suppuration s'ensuivit et l'abcès s'ouvrit spontanément.

Actuellement la grande lèvre droite est gonflée dans toute son étendue. A la partie moyenne on voit une tumeur inflammatoire dure, allongée, rougeâtre, de la grosseur d'un œuf de poule, très douloureuse. Deux fistules s'ouvrent à la face interne de la grande lèvre.

- On diagnostique : Bartholinite suppurée. Les ganglions du pli de l'aine droite sont engorgés.

L'incision est très hémorragique et démontre qu'il s'agit d'une tumeur de la glande de Bartholin, qui paraît être de nature cancéreuse.

Excision de la tumeur, réunion par première intention.

Engorgement ganglionnaire persiste et la cicatrice présente quelques points d'une induration suspecte.

L'examen histologique montre que la glande de Bartholin est envahie par un épithélioma lobulé, consécutif à une inflammation suppurée de cette glande.

OBSERVATION XIII

(Résumée. — Blümcke. — Thèse Halle, 1891.)

Femme de 61 ans. Ménopause à 50 ans. Quatre accouchements normaux, un avortement.

Depuis cinq mois, la malade ressent des douleurs dans les parties génitales. Dernièrement elle a eu de vives douleurs lombaires et un écoulement.

Examen local. — Une surface ulcérée et indurée remplace la commissure postérieure, elle s'étend en arrière vers l'anus et en haut un peu dans l'intérieur du vagin. Une ulcération analogue, de la grandeur d'une pièce d'un mark, se trouve sur la partie postéro-interne de la petite lèvre gauche, sur la grande lèvre gauche une surface ulcérée plus petite.

La moitié antérieure du sphincter rectal présente une infiltration de consistance dure, de même le tissu para-rectal du côté gauche. Les ganglions inguinaux sont sensibles à travers la peau.

On fait une large excision de la tumeur et des tissus infiltrés. Quelques jours après, on pratique l'ablation des bourgeons de cicatrisation suspects et indurés. Les ganglions inguinaux gauches sont durs et forment une tumeur de la grosseur d'une noix.

Blümcke ne parle pas d'examen microscopique.

OBSERVATION XIV

Wolff rapporte un cas de carcinome de la glande de Bartholin.

Adénocarcinome glandul. Bartholini. *Jahrbuch in Frauenkr.*

OBSERVATION XV

(Résumée. — Lestrade. — *Archives médicales de Toulouse*, 1901.)

Femme âgée de 45 ans. Antécédents sans importance. Un accouchement à 18 ans.

Entre à l'hôpital en 1898. Trois ans auparavant elle

avait constaté par hasard dans la grande lèvre droite une tumeur de la grosseur d'un pois qui était mobile et indolore. D'abord l'accroissement fut lent, mais depuis six mois elle constate une augmentation rapide de la tumeur.

La marche est devenue pénible. La douleur est provoquée et même spontanée avec irradiation dans l'aine et la cuisse.

On trouve une tumeur grosse comme un œuf de poule, dure, inégale, bosselée, douloureuse à la pression, occupant les deux tiers inférieurs de la grande lèvre droite et n'adhérant pas au plan profond. La peau est saine, mais pas bien mobile. Le canal excréteur était oblitéré. Dans les aines on sentait de petits ganglions durs et mobiles.

En présence de ces symptômes on pensa plutôt à une tumeur maligne de la glande.

L'opération fut faite et la malade sortit guérie treize jours après.

Examen macroscopique. — Tumeur ovale, grosse comme un œuf de poule, surface mamelonnée et entourée d'une mince capsule fibreuse, consistance dure.

Examen microscopique. — A la coupe on voit une série de petits îlots arrondis de tissu muqueux, séparés les uns des autres par de minces cloisons conjonctives. Ces îlots se divisent en un certain nombre de lobules arrondis, semblables aux acini glandulaires; ils sont constitués par des éléments d'apparence épithéliale. Ces lobules ne présentent pas de parois propres. Les cellules sont petites à gros noyau. Elles ne forment pas, au pourtour des espaces clairs, une bordure aussi régulière que les vrais épithéliums glandulaires. En certains points elles se disposent en une rangée à type cubique ou cylindrique bas, mais n'ont pas une orientation constante par rapport à la cavité.

Les cavités sont circulaires en général et renferment une masse opalescente, très finement grenue, contenant des noyaux ou des cellules plus ou moins déformés.

Le tissu conjonctif du stroma est peu riche en cellules fusiformes étoilées et possède un réseau capillaire assez développé.

Les substances contenues dans ces cavités sont des bourgeons de substance connective qui ont pénétré dans les amas épithéliformes et ont subi une transformation hyaline.

Dans d'autres points les lobules n'ont plus la structure pseudo-acineuse, mais les travées épithéliales et conjonctives sont enchevêtrées à l'infini ; ici la charpente connective est muqueuse et non hyaline.

Ailleurs le néoplasme figure simplement un carcinome à réseau cellulaire ténu et serré.

Il est hors de doute qu'il s'agit d'un cylindrome des plus typiques.

CONCLUSIONS

I. — Le cancer de la glande de Bartholin, quoique rare, existe réellement. Il est le plus souvent primitif et peut se développer soit aux dépens de la glande même, soit aux dépens de son canal excréteur.

II. — La pathogénie de ces tumeurs est aussi inconnue que celle des cancers en général.

III. — Les tumeurs de la glande même peuvent être ou solides (adénocarcinome ou carcinome mélanique), ou kystique (épithélioma papillaire).

IV. — Les tumeurs du canal excréteur sont des épithéliomas cylindriques.

V. — Le traitement de ces tumeurs consiste dans leur ablation large et précoce ainsi que dans l'extirpation des cordons et ganglions lymphatiques indurés.

INDEX BIBLIOGRAPHIQUE

Bégouin. — Epithélioma primitif de la glande de Bartholin (Revue de médecine de Bordeaux, 1906).

Bonnet.— Kystes et abcès des glandes vulvo-vaginales (Gaz. des hôpitaux, 1885).

Blümcke. — Ueber maligne Tumoren der Vulva (Inaug. dissert. Halle, 1891).

Boguslavski. — Cancer of the glands of Bartholini (J. Akusch. i. jensk Toliez. Saint-Petersburg, 1905, XIX).

Chaboux. — Des tumeurs malignes primitives de la glande de Bartholin (Th. Lyon, 1906).

Coen. — Adenoma della glandula del Bartholini (Bulletin des sciences med. de Bologne, 1889).

Dittrich.— Epithelioma of the vulva (American journal of medical sciences, août 1905).

Fabricius. — Cancer de la glande de Bartholin (Revue d'obst. de Vienne. Centralblatt für Gynækologie, 1909, p. 33, 995, 1001).

Frisch (O. Von). — Carcinome de la glande de Bartholin (Monats. fur Geb. und Gyn., 1904).

Fritsch. — Die Krankheiten der Frauen, 1896.

Geist. — Ueber Carcinom der Bartholinischen Drüse (Inaug. dissert. Halle, 1887).

Godart. — Carcinome de la glande de Barthólin (Bull. de la Soc. Belge d'Obstétr. et de Gyn., 1898-99).

Goldschmidt. — Carcinome de la vulve (Leipsig, 1902-4).

Honan. — Ueber die carcinom der glandulae Bartholini (Inaug. dissert., Berlin, 1897).

Huguier. — Mémoires de l'Académie de médecine, 1850, t. XV.

Lestrade. — Contribution à l'étude des tumeurs solides de la glande de Bartholin (Arch. méd. de Toulouse, 1901).

Maurel. — Epithélioma vulvaire primitif (Th. Paris, 1888).

Mackenrodt. — Carcinoma glandulæ Bartholini (Titsch für Geb. u. Gynæk., 1893).

Martin (A.). — Pathologie und Therapie der Frauenkrankheiten, 1893).

Peyrachi. — Tumeurs malignes de la vulve et du vagin (Th. Paris, 1904).

Polaillon. — Maladies des femmes (Paris, 1891).

Poirier et Charpy. — Traité d'anatomie humaine.

Savournin. — Le cancer primitif de la glande de Bartholin (Revue de Bordeaux, 1908).

Schluter. — Ein fall von Doppelseitiger Sckaundorer Erkrankung der Bartholinischer Druse an Karcinum (Centralblatt für Gyn., 1908).

Schweiger. — Carcinoma glandulæ Bartholini (Arch. für Gynækologie. Berlin, 1893).

Sinn. — Sur une tumeur rare de la vulve (Thèse Marburg, 1880).

Trotta. — Un caso di carcinoma della glandola di Bartholini (Arch. di obst. i. Gyn. Naples, 1900).

Williamson. — A note on adenoma of the Labium (The Journal of obst. and Gyn. of British emp. Sept. 1905).

Wolff. — Adenocarcinoma glandulæ Bartholini (Jarhbuch für Geb. und Frauenkr., 1890).

SERMENT

En présence des Maîtres de cette École, de mes chers condisciples et devant l'effigie d'Hippocrate, je promets et je jure, au nom de l'Être suprême, d'être fidèle aux lois de l'honneur et de la probité dans l'exercice de la Médecine. Je donnerai mes soins gratuits à l'indigent, et n'exigerai jamais un salaire au-dessus de mon travail. Admis dans l'intérieur des maisons, mes yeux ne verront pas ce qui s'y passe; ma langue taira les secrets qui me seront confiés, et mon état ne servira pas à corrompre les mœurs ni à favoriser le crime. Respectueux et reconnaissant envers mes Maîtres, je rendrai à leurs enfants l'instruction que j'ai reçue de leurs pères.

Que les hommes m'accordent leur estime si je suis fidèle à mes promesses! Que je sois couvert d'opprobre et méprisé de mes confrères si j'y manque!

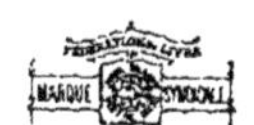

9 782019 943202